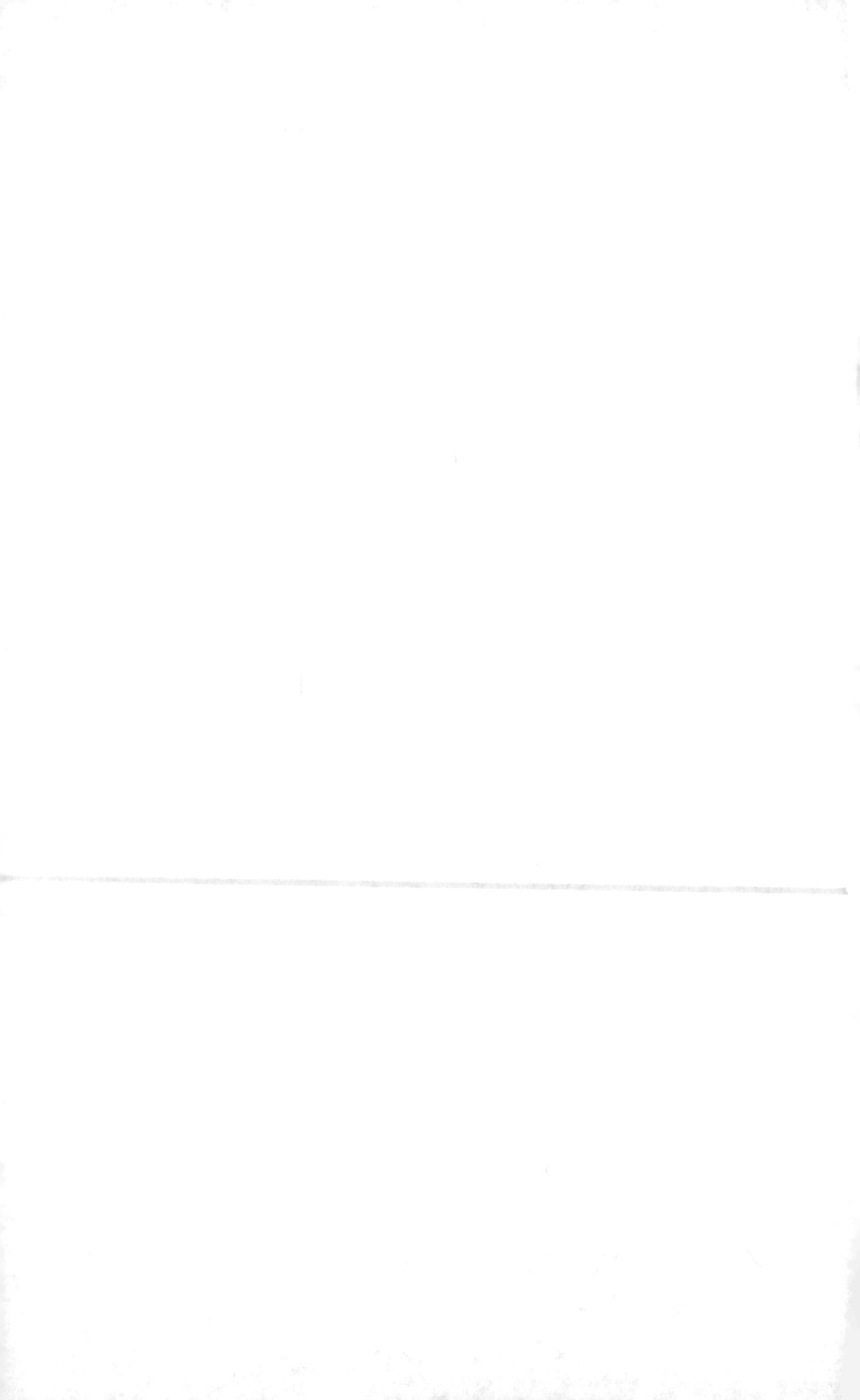

DE LA
COMPRESSION
DE L'AORTE,

(EXERCÉE A TRAVERS LA PAROI ANTÉRIEURE DU VENTRE),

CONSIDÉRÉE COMME UN MOYEN PROPRE A SUSPENDRE TOUTE ESPÈCE DE PERTES DE SANG CHEZ LES FEMMES EN COUCHES, ET L'HÉMORRAGIE QUI SUIT LA BLESSURE DE L'UNE DES ARTÈRES DE LA MOITIÉ INFÉRIEURE DU CORPS ;

SUIVIE
DU RÉCIT DES ESSAIS

QUI EN ONT ÉTÉ FAITS PAR BEAUCOUP DE PRATICIENS, ET DU JUGEMENT QU'ILS EN ONT PORTÉ ;

PAR BAUDELOCQUE (NEVEU),

PROFESSEUR EN L'ART DES ACCOUCHEMENS

(Qui, le premier, a consigné ce procédé à l'Académie des Sciences de l'Institut de France.)

*Analyse d'un Mémoire manuscrit, envoyé au concours Montyon,
pour l'année 1835.*

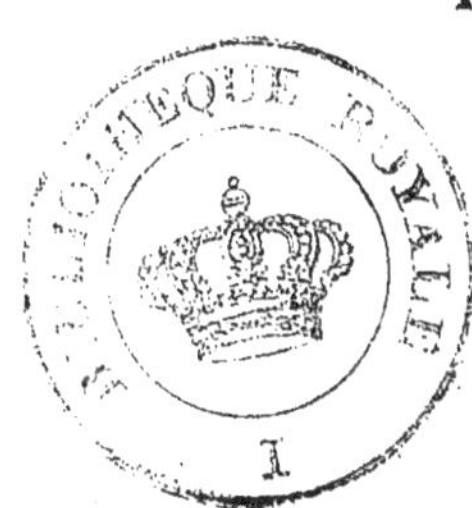

PARIS,

CHEZ L'AUTEUR, RUE SAINT-LAZARE, N° 68.

1835.

N'attendez pas, pour recourir à la compression
de l'aorte, que la femme soit épuisée par la perte
de tout son sang !

IMPRIMERIE DE HENRI DUPUY, RUE DE LA MONNAIE, N. 11.

AVERTISSEMENT.

Le 8 septembre 1828, l'auteur consigna à l'Académie des sciences de l'Institut de France, la proposition de comprimer l'aorte, à travers les parois du ventre, pour arrêter les pertes de sang qui peuvent survenir après l'accouchement.

Il n'ignorait pas que la compression de l'aorte n'a pas pour effet de faire contracter l'utérus, et par conséquent d'arrêter pour jamais les flots de sang que cet organe vomit, après l'accouchement; quand il est inerte.

Mais avait-il besoin de parler des autres moyens qu'il emploie à la suite de la compression de l'aorte? Non, puisque ces moyens étaient connus.

Il se trouva, cependant, un médecin qui trois semaines après cette consignation, réclamant la priorité de l'idée de comprimer l'aorte, prétendit avoir arrêté des pertes de sang, *par la seule et unique compression* de ce vaisseau, *et dans l'espace de 4 à 7 minutes.*

L'auteur n'a pas ajouté la moindre créance à cette assertion: quel serait, en effet, le médecin assez ignorant ou assez crédule pour penser que la compression de l'aorte, exercée pendant quelques minutes, suffit pour arrêter, définitivement, et sans retour, une hémorragie, dont la cause est essentiellement le relâchement des parois de l'utérus, soit que ce relâchement reconnaisse, lui-même, pour cause, la vacuité subite de l'organe, soit qu'il soit la suite d'une hémorragie qui existait avant le travail, ou qui a troublé son cours !

L'expérience lui a prouvé, au contraire, mainte fois, que, dès que l'on suspend la compression de l'aorte, le sang s'échappe de nouveau, en nappes, des parties de la femme, qui tombe bientôt en syncope, d'où l'usage du même procédé la retire aussitôt. Il faudrait donc que la compression de l'aorte fût prolongée long-temps, pour qu'elle suffît, à elle seule, à arrêter une perte de sang.

La compression de l'aorte n'a donc pour effet que de *suspendre* la perte du sang ; ainsi considérée, c'est une ressource précieuse qui donne le temps au praticien de recourir à l'usage d'autres moyens.

Priorité d'application de la compression de l'aorte (exercée à tra-vers la paroi antérieure du ventre), au traitement des pertes de sang qui peuvent suivre l'accouchement; (examinée en France, la priorité appartient à l'auteur de ce Mémoire).

L'idée de comprimer l'aorte, à travers les enveloppes du ventre des femmes en couches, dont la vie est menacée par la perte de leur sang, fut le résultat de l'expérience que j'ai acquise, relativement à l'insuffisance des moyens employés, ordinairement, pour arrêter cette perte.

Le 13 octobre 1827, une femme que je venais de délivrer par la version du fœtus, parce qu'elle perdait tout son sang, par suite de l'insertion du placenta sur le col utérin, périt sous mes yeux, quoique j'eusse mis en usage tous les moyens conseillés en pareil cas.

Réfléchissant alors à la nécessité de trouver un moyen propre à suspendre, à volonté, les pertes de sang, je conçus l'idée de comprimer l'aorte (à travers la paroi antérieure du ventre), imitant, en cela, le chirurgien, qui, pour suspendre l'hémorragie pendant l'amputation d'un membre, fait comprimer l'artère principale de ce membre.

La compression de l'aorte n'était donc qu'une extension de la compression des artères ; cependant cette innovation fut mal accueillie, parce qu'elle paraissait étrange.

Néanmoins, je commençai par prouver que l'aorte est compressible, surtout à la suite de l'accouchement, chez les femmes qui ont le plus grand embonpoint, comme chez les femmes les plus maigres ; cette vérité étant démontrée, je consignai, le premier, cette idée à l'Académie des Sciences, dans une lettre que je lui adressai le 8 septembre 1828, et qui fut lue *publiquement.* « Arrêter, y disais-je, » immédiatement, et dans sa source, l'hémorragie utérine, qui pré- » cède ou suit la délivrance, en comprimant avec les doigts, ou un » moyen mécanique quelconque, l'aorte abdominale, après avoir fait » fléchir les parties supérieures et inférieures de la femme sur le » bassin. »

Dès-lors, la priorité d'application de la compression de l'aorte, au traitement des pertes de sang qui peuvent suivre l'accouchement, me fut acquise *en France ;* car nos maîtres les plus habiles ignoraient que l'aorte abdominale peut être comprimée, et aucun d'eux, absolument aucun, ne savait que l'on sent mieux les battemens de cette artère que ceux de l'artère radiale près du poignet.

On se rappelle, en effet, que dans l'école, on redisait célèbre, cette observation de Guattani, qui arrêta, par le tamponnement, une hémorragie, suite de la blessure de l'artère fémorale à la partie supérieure de la cuisse, et l'on vantait le moyen mécanique proposé et employé par Dupuytren, pour comprimer cette artère à son passage sous l'arcade fémorale.

Quelques objections furent cependant faites au résultat de ce procédé : 1° On supposa que la compression de l'aorte devait produire une congestion sanguine dans le cœur, les gros vaisseaux et les poumons ; il est certain que, si l'on comprimait l'aorte chez des personnes bien portantes, cet accident pourrait survenir après un certain temps ; mais ici il s'agit de la compression de l'aorte, appliquée à des personnes qui sont déjà plus ou moins affaiblies par la quantité de sang qu'elles ont perdue. Si du reste il se formait une congestion sanguine dans les gros vaisseaux, il n'y aurait, pour la faire cesser subitement, qu'à suspendre, pendant quelques secondes, la compression de l'artère ; ou mieux, qu'à ne point comprimer tout le calibre du vaisseau, pour laisser passer un filet de sang dans les artères des extrémités inférieures. C'est ce que j'ai fait toutes les fois qu'après avoir arrêté la perte du sang, j'ai sanglé, avec une ceinture, le ventre des femmes qui étaient épuisées, au moment ou j'étais arrivé près d'elles; puis j'explorais les battemens des artères fémorales, et quand je ne les sentais pas, je desserrais un peu la ceinture. Du reste, j'invite les praticiens à ne point ajouter foi à ce que j'avance sur l'efficacité de la compression de l'aorte, mais à expérimenter ce procédé.

2°. On parla de la péritonite qui devait succéder à la congestion sanguine que la compression de l'aorte produirait dans les vaisseaux du bas-ventre.

3°. Desormeaux supposa que la compression de la veine cave inférieure devait accompaguer celle de l'aorte, et, par conséquent, que si la compression de l'aorte avait pour effet de suspendre la circulation du sang artériel, la compression de la veine cave inférieure devait produire la perte du sang veineux; mais d'après ma réponse, Desormeaux, cet homme plein de candeur, avoua qu'il n'avait point assez examiné ce procédé. L'expérience a, maintenant, fait justice de ces suppositions purement imaginaires.

En effet, des praticiens sages voulurent juger, par eux-mêmes, la compression de l'aorte, ils l'expérimentèrent; les uns m'adressèrent le résultat de leurs tentatives; les autres le publièrent. Je vais joindre les expériences et le jugement de chacun d'eux au résultat de ma pratique.

On vient de voir que j'ai, le premier, proposé d'appliquer la compression de l'aorte (exercée à travers la paroi antérieure du ventre), au traitement des pertes de sang qui peuvent suivre l'accouchement; que j'ai, d'ailleurs, fait connaître ce procédé, par la voie de mes cours et de mes écrits : on va voir que je l'ai expérimenté souvent, et en présence, tantôt de praticiens et tantôt de sages-femmes; que des praticiens, nos compatriotes, en ont fait, de leur côté, l'application à des cas de chirurgie; en un mot, que ce procédé convient pour suspendre toute espèce de pertes de sang, non-seulement celle qui a moissonné, jusqu'ici, tant de femmes à la suite de l'accouchement, puisque sur 55 femmes, en proie à cet accident, 15 ont péri (*Mémoires de M*^{me} *La-chapelle*, t. 2, page 290); mais encore qu'il convient pour suspendre beaucoup d'autres hémorragies, et que la connaissance de ce moyen n'importe pas moins à la conservation de la vie des hommes; enfin que la compression de l'aorte est, à cause de mes efforts, entrée, comme le céphalotribe, dans la pratique commune.

Priorité d'application de la compression de l'aorte (exercée à travers la paroi antérieure du ventre) au traitement des pertes de sang qui peuvent suivre l'accouchement; (examinée dans les pays étrangers, la priorité appartient, suivant M. Luroth, à M. Ulsamer, médecin à Wurzbourg).

A l'époque où je fis connaître la compression de l'aorte, on ne connaissait, en France, que le procédé qui consiste à comprimer ce vaisseau, avec une main introduite dans la cavité de l'utérus, et agissant sur l'aorte, *à travers la paroi postérieure de cet organe*, procédé qui est indiqué dans l'ouvrage de Boër : *Naturalis medicinæ obstetriciæ, libri septem*, page 525 : « Inter alia conamina nuper etiam hoc legi-

» mus : inductâ manu posterior uteri paries satis opprimitur, ut des-
» cendentis retro aortæ velut suffocatione, sanguis irruere in uterum,
» per subditos ramos præpediatur. Ecce nova alia procul ægris excogi-
» tata instructio ! quam circà candidus afferam, quæ duobus periculis
» sum expertus. Ubi nempè uterus modicè crassus et contractus est,
» compressio arteriæ, etiamsi fieri possit, inefficax, ac ne quidem ne-
» cessaria est. At flaccido et amplo viscere, ut manus robur in arte-
» riam penetret, mors alioqui fores pulsat, ex uteri *paresi* scilicet,
» cujus hæmorrhagia solum consequentia est, ut, nisi apoplexiam
» loci sustuleris, ægra occidat, sanguis fluat necne. Id saltem comper-
» tum in præsens ego habeo. »

On connaissait, il est vrai, la compression de l'aorte *(exercée à tra-*
vers la paroi antérieure du ventre), par un passage de l'ouvrage de
MM. Astley Cowper et Benjamin Travers, qui fut traduit en fran-
çais en 1823 ; voici le fait, page 187 : « M. Astley Cowper, essayant
» de passer une ligature autour de l'artère iliaque externe, anévrisma-
» tique, sur un homme fort maigre, qui était épuisé par des pertes de
» sang très-abondantes, étant obligé de renoncer à cette opération, dit,
» à deux de ses élèves, de comprimer l'aorte, sur l'épine du dos, et
» ces aides parvinrent à arrêter la pulsation de l'artère, dans l'aîne
» droite. » M. Cowper fit, ensuite, la ligature de l'aorte abdominale.

On serait tenté de croire que le célèbre chirurgien anglais va tirer
profit de ce cas particulier, où il voyait les pulsations de l'aorte soule-
ver les parois du ventre de son malade ; mais il n'en déduit aucune
conclusion utile à la pratique, et ne donne pas le conseil formel de
comprimer l'aorte, dans tous les cas de pertes de sang, de sorte que,
jusqu'à ce que j'en fisse, nettement, la proposition, on ignorait que l'on
peut comprimer ce vaisseau.

Aussitôt que ma proposition fut rendue publique, un Allemand,
M. S.-G. Luroth, publia dans notre langue (*Bulletin* de Férussac,
t. 16, art. 342) une note sur l'origine de ce procédé ; en voici la
substance.

Suivant M. Luroth, la proposition de comprimer l'aorte (à travers
la paroi antérieure du ventre) a été faite, pour la première fois, et d'une
manière nette et précise, en 1825, par M. Ulsamer, qui exerce à Wurzbourg. Voici, dit-il, son procédé. « On fait coucher la femme sur le dos,
» de manière que la région sacrée soit plus élevée, les cuisses étant
» fléchies sur le bassin ; puis, avec la main droite, on cherche à tra-

» vers la paroi abdominale, et dans la région de l'ombilic, le fond de
» l'utérus ; et avec l'index et le médius, on exerce au-dessus de cet
» organe, une pression vers la colonne vertébrale, de manière que la
» main forme, avec cette colonne, un angle droit. Aussitôt que les
» deux doigts arrivent sur la colonne vertébrale, on sent aussi, et
» d'une manière bien distincte, les pulsations de l'aorte qu'on peut alors
» comprimer à volonté, totalement ou en partie. Comme l'aorte des-
» cend un peu à gauche, elle tombe précisément dans l'angle que
» forment l'index et le médius de la main droite, ce qui facilite beau-
» coup la manœuvre. » (Voyez Friedreich et Hesselbach.)

M. Luroth rapporte même, à une époque plus reculée, la
première idée de ce procédé : ce serait, suivant lui, Saxtorph qui en
serait l'auteur. Voici ce que dit M. Luroth : « Un accoucheur
» danois, le célèbre Saxtorph, énonçait que le meilleur, le plus prompt
» et le plus efficace de tous les moyens, contre les hémorragies uté-
» rines après l'accouchement, est de comprimer doucement l'abdo-
» men avec la main, en cherchant à déprimer, vers le dos, le fond de
» l'utérus, et à refouler en haut les viscères abdominaux, afin d'em-
» pêcher ceux-ci de recevoir une trop grande quantité du sang, qui
» afflue, parce que l'utérus est vide, et de verser ce liquide dans les
» vaisseaux utérins ouverts, » etc., etc. (*OEuvres complètes* de Math.
Saxtorph, publiées par P. Scheel. Copenhague, 1803, pag. 229.)

Ainsi, dit M. Luroth, le conseil de comprimer l'aorte, suivant ce procédé, remonterait à une trentaine d'années, pour le
moins.

Je ne puis voir, dans cette dernière citation, la proposition précise
de comprimer l'aorte ; il me paraîtrait aussi juste, au moins, d'en
reconnaître pour premier auteur Smellie (voyez son 1ᵉʳ vol., p. 349,
et son 3ᵉ vol., pages 141, 154 et suiv.) qui, dans le cas d'hémorragie, recommandait à un assistant de comprimer, avec les mains, le
ventre de l'accouchée, pendant qu'il préparait le bandage de corps ;
ou mon oncle, le professeur Baudelocque, qui s'exprime encore plus
clairement sur ce point que l'accoucheur anglais :

« L'expérience, dit Baudelocque, qui m'avait instruit des avan-
» tages du bandage que l'on met autour du ventre des femmes, à la
» suite de l'accouchement, avant que je connusse les préceptes de
» Smellie, m'a fait penser aussi qu'il pouvait être utile dans certains
» cas de pertes après l'accouchement, en modérant un peu le cours

» du sang, vers l'utérus, par la pression qu'il exerce médiatement
» sur les vaisseaux du bas-ventre. » (Art des accouchemens, 1er vol.,
p. 443.)

Ainsi il est évident que Smellie et que J.-L. Baudelocque n'ont
fait que pressentir cette idée, sans la proposer formellement.

Quant à la citation que M. Luroth fait au sujet de M. Ulsamer, je ne saurais élever le moindre doute sur son authenticité ; il
est incontestable, en effet, que M. Ulsamer paraît avoir eu, avant
moi, l'idée d'appliquer la compression de l'aorte (exercée à travers la
paroi antérieure du ventre) au traitement des pertes de sang, qui
peuvent suivre l'accouchement ; quant à moi, ignorant les langues
étrangères, je ne puis être regardé comme son plagiaire. Il ne serait
pas moins injuste, en effet, de m'accuser de plagiat à ce sujet, qu'il
l'aurait été d'en taxer ceux qui, parmi nous, furent les auteurs de la
lithotritie et de la staphyloraphie, bien que ces deux dernières opérations fussent également connues en Allemagne, avant qu'elles fussent inventées en France. La différence des idiomes explique suffisam-
ment ces rencontres et ces ressemblances dans des travaux dirigés vers
le même but ; aussi, quand bien même l'Académie des sciences rappor-
terait à M. Ulsamer seul l'honneur de cette proposition, il n'est pas
moins vrai que ce médecin n'a point apprécié toute l'utilité de la
compression de l'aorte, puisqu'au lieu d'indiquer le traitement simple qui convient après son emploi, il prescrit de recourir encore aux
affusions d'eau froide et aux autres moyens ordinaires ; et ce sont
précisément les dangers de ces moyens qui m'ont fait sentir la nécessité
de les rejeter ; ce médecin n'a point indiqué non plus les cas nombreux auxquels la compression de l'aorte est applicable. Or, avec
ce procédé, tel qu'il a été exposé par M. Ulsamer, c'est-à-dire
aussi brièvement, l'art des accouchemens serait encore long-
temps resté loin du perfectionnement que je lui ai imprimé, dans
le traitement des pertes de sang qui peuvent suivre l'accouchement.

Quant au procédé qui consiste à comprimer l'aorte (à travers la
paroi postérieure de l'utérus, dans lequel on a introduit la main),
il aurait eu pour auteur, d'après M. Luroth, un accoucheur à Tubin-
gue (Dan.-Louis Budiger) ; mais M. Luroth n'indique pas l'époque
à laquelle Budiger a proposé ce procédé. Seulement Ploucquet se
serait chargé de le publier (*Loder's journal für die chirurgie,*

1797), et M. Eichelberg l'a employé, avec succès, dans ces derniers temps.

Il y a donc maintenant deux procédés pour comprimer l'aorte ; l'un consiste à comprimer ce vaisseau, à travers la paroi antérieure du ventre (c'est le procédé nouveau, imaginé en Allemagne, en 1825, par M. Ulsamer, et en France par moi, en 1828) ; et l'autre qui consiste à comprimer l'aorte, à travers la paroi postérieure de l'utérus, dans lequel on a introduit la main (c'est le procédé ancien, dont l'auteur est Budiger) ; le premier est bien préférable au second, tant par rapport à la facilité de son exécution, qu'à cause de son innocuité.

J'ai exposé, avec autant d'ordre et de vérité que je l'ai pu, les idées que nos prédécesseurs et nos contemporains ont eues sur la compression de l'aorte ; mais qu'on ne pense pas que j'aie été conduit à appliquer la compression de ce vaisseau au traitement des pertes de sang qui peuvent suivre l'accouchement, soit par ce qu'en dit Boër d'après Budiger, soit par l'expérience qu'en a faite M. Astley Cowper ; le supposer, ce serait se tromper. C'est, je le répète, parce qu'une femme en couches a péri d'hémorragie, sous mes yeux, que je conçus l'idée de comprimer l'aorte (à travers les parois du ventre) ; comme aussi, c'est pour avoir vu les dangers de l'usage des crochets aigus, que j'imaginai de broyer la tête du fœtus ; et c'est pour avoir vu un enfant qui présentait les pieds dans un accouchement, périr entre mes mains, aux portes de la vie, qu'il me vint à l'esprit de le faire respirer, dorénavant, avant de le faire naître.

Compression de l'aorte (exercée à travers la paroi antérieure du ventre), suivie, tantôt de l'administration du seigle ergoté, et tantôt de l'emploi des fortifians.

Je suis convaincu que le traitement ordinaire des pertes de sang, qui peuvent suivre l'accouchement, est fort dangereux ; ainsi que les affusions d'eau froide, le massage de l'utérus et les injections de liquides froids, seuls, ou mêlés à un acide quelconque, poussés dans la cavité de l'utérus, produisent l'inflammation des veines de cet organe, maladie qui devient mortelle.

Cette remarque, je l'ai faite à la maison d'accouchement de Paris. Une femme en travail qui avait le placenta inséré au col utérin, et qui se trouvait à la maison d'accouchement, est délivrée par la version ; puis l'on parvient à arrêter la perte du sang par des injections d'eau froide, mêlée de vinaigre ; le lendemain, cette femme est prise de céphalalgie et de fièvre, qui augmentent les jours suivans. Désormeaux croit devoir prescrire à cette femme quelques alimens, à cause de sa faiblesse et de l'extrême fréquence de son pouls ; elle meurt le septième jour ; à l'ouverture du corps, nous trouvâmes toutes les veines de l'utérus remplies de pus ; la céphalalgie et la fièvre avaient donc pour cause cette phlébite.

Une autre femme en travail était à la maison d'accouchement ; elle avait aussi le placenta inséré, mais en partie sur le col utérin, et perdait du sang depuis vingt-quatre heures. On la délivre au moyen de la version ; puis, pour arrêter la perte du sang, on se sert de l'eau froide qu'on applique tant à l'extérieur qu'à l'intérieur de l'utérus ; on arrête ainsi l'écoulement du sang, mais la femme très-affaiblie ne survit que vingt-quatre heures ; à l'ouverture du corps, nous trouvâmes du pus dans la veine iliaque interne gauche.

Ainsi, de tous les moyens employés ordinairement pour arrêter ces pertes de sang, il n'en est qu'un qui soit vraiment bon encore, souvent ne fait-il pas contracter l'utérus ; c'est l'introduction de la main dans cet organe, pourvu qu'avec les doigts on n'en titille pas les parois ; car alors, on déchire, plus ou moins, son tissu.

Voici ce que je fais en pareil cas. Quand l'hémorragie qui précède la délivrance est peu grave, je décolle le placenta suivant les règles ordinaires. Si elle est abondante, je comprime avec les doigts de l'une des mains *placés sur le même plan*, l'aorte abdominale, à travers la paroi antérieure du ventre, et avec l'autre main que j'introduis dans l'utérus, je décolle le placenta. Le procédé qui consiste à injecter de l'eau dans la veine ombilicale doit aussi être rejeté, comme inutile, puisque le placenta étant toujours en partie décollé, quand il y a hémorragie, l'eau injectée ressort de l'utérus.

Après la délivrance, si l'hémorragie est peu grave, j'administre à la femme une solution aqueuse et sucrée de seigle ergoté à la dose de quarante grains, médicament qui a pour effet évident de faire contracter l'utérus, dix minutes environ après son ingestion dans l'estomac. Ainsi la perte est arrêtée, sans retour.

L'hémorragie est-elle au contraire rapide, foudroyante ? je comprime d'abord l'aorte avec l'une des mains, et je donne aussitôt à boire la solution de seigle ergoté, que j'administre une seconde fois, s'il est nécessaire, un quart d'heure après ; j'introduis l'autre main dans l'utérus, beaucoup moins dans le but de le vider du sang qui s'y est coagulé, que dans celui d'exciter encore plus sa contractilité, et j'y laisse la main fermée jusqu'à ce que cet organe la chasse hors de sa cavité. A l'aide de ce traitement, je ne perds aucune femme.

Si la perte existait pendant la grossesse et pendant le travail de l'accouchement, elle devient, comme l'on sait, bien plus grave et plus souvent fatale après la délivrance ; j'administre d'abord à ces femmes un verre de vin d'Espagne en lavement, que je leur recommande expressément de garder ; je comprime avec les doigts l'aorte abdominale ; puis, quand l'utérus est revenu sur lui-même, je maintiens l'aorte comprimée à l'aide d'une ceinture * que je serre à tel point, que je ne laisse passer qu'un filet de sang, dans les artères fémorales dont j'explore, de temps à autre, les battemens ; je place la femme horizontalement sur son lit, le bassin plus élevé que le reste du corps. Je lui fais boire, de temps en temps, une cuillerée de vin, puis une cuillerée de bouillon chaud ; je lui fais donner aussi, de temps à autre, quelques demi-lavemens de bouillon. Je fais entourer de linges chauds ses membres, pour y activer la circulation capillaire, et y appeler la chaleur ; avec l'usage de ces moyens, j'affirme n'avoir perdu aucune des femmes qui avaient encore, au moment où je fus appelé auprès d'elles, quelques onces de sang en circulation.

Ainsi on vient de voir que l'emploi du seigle ergoté est indispensable, comme moyen secondaire, pour arrêter les pertes de sang foudroyantes qui peuvent survenir après l'accouchement, et qu'au contraire le seigle ergoté n'est plus d'aucune efficacité quand il s'agit d'arrêter la perte du sang, la femme étant déjà très-affaiblie. Alors il n'y a qu'un moyen à employer pour conserver la vie à la femme: c'est de suspendre mécaniquement la perte, et de lui rendre des forces le plus promptement possible.

---

* La ceinture dont je me sers est due à Mme Petitjean, rue du Faubourg-Montmartre, n. 6 r.

Elle est préférable à toutes ces ventrières confectionnées par les bandagistes.

Je fais même porter la ceinture de Mme Petitjean *à toutes les femmes en couches*, au lieu de la serviette qu'on leur met autour du ventre, pour en maintenir les parois, et qui ne remplit nullement son but.

Facilité que l'on éprouve à comprimer l'aorte, à travers la paroi antérieure du ventre à la suite de l'accouchement.

Chacun sait qu'à la suite de l'accouchement, les parois du ventre, qui ont été distendues par le développement de l'utérus, deviennent molles et lâches; que la ligne blanche, examinée à la région ombilicale, a acquis une largeur qui varie de 20 lignes à 4 pouces et au-delà, ce qui donne à cette ligne blanche une forme elliptique; que les intestins n'ont pas encore repris leur situation ordinaire, de sorte que, pour peu qu'après avoir fait fléchir les parties supérieures et inférieures de la femme sur le bassin, l'on déprime, avec les quatre derniers doigts de l'une des mains, l'enveloppe abdominale, immédiatement au-dessus du fond de l'utérus, on sent les pulsations de l'aorte avec plus de facilité que celles de l'artère radiale près du poignet. L'expérience prouve en outre que, si l'on exerce cette compression au niveau de l'ombilic, le sang qui s'écoule hors de l'utérus s'arrête aussitôt : il est à remarquer que, si le sang continuait de couler des parties de la femme, pendant la compression de l'aorte, c'est que la personne qui l'exercerait la ferait mal; alors elle devrait porter sa main plus sur le côté gauche de la colonne vertébrale.

La durée de la compression qu'il faut exercer sur l'aorte doit nécessairement être relative à la quantité de sang que la femme a perdue; si par exemple elle a perdu peu de sang, la compression de l'aorte devra être exercée, pendant quelques minutes seulement, parce qu'aussitôt après que l'on aura placé les doigts sur l'artère, on donnera à boire la solution de seigle ergoté; si la femme a perdu, au contraire, une grande quantité de sang, la compression de l'aorte devra être prolongée pendant une demi-heure ou une heure par exemple; puis, quand la perte sera arrêtée, l'on continuera la compression de ce vaisseau, à l'aide de la ceinture que l'on serrera fortement, dans le but de prévenir le retour de cet accident : en effet, quand on a arrêté une perte, suite d'accouchement, en serrant le ventre; ce n'est que parce qu'on avait appliqué très-exactement l'utérus contre l'aorte.

Exemples de pertes de sang foudroyantes que j'ai suspendues par la compression de l'aorte, exercée momentanément à travers les parois du ventre, et que j'ai arrêtées définitivement par l'administration du seigle ergoté.

J'ai exercé la compression de l'aorte pendant dix, quinze ou vingt minutes.

1°. En 1828, en présence de M. le docteur Guichard ; 2° deux fois en 1830, la première fois en présence de M. Planté, alors étudiant en médecine, et de Mme Tabouret, sage-femme ; la seconde fois, en présence de Mme Desgranges, sage-femme, dans des pertes foudroyantes après l'accouchement ; 3° au mois d'avril 1834, je l'ai mise en usage devant M. le docteur Balencie. Les femmes ont conservé la vie.

Ainsi ce n'est plus qu'un jeu d'arrêter les pertes de sang foudroyantes qui surviennent quelquefois après l'accouchement, et dont le spectacle épouvantait nos prédécesseurs qui manquaient d'un moyen efficace pour suspendre ces pertes. 1° Voyez, par comparaison, la 39° obs. de Mauriceau : « Ayant accouché en 1678 une femme qui mourut d'hémorragie une demieheure après, l'auteur dit : « Ce fut une » de ces sortes de malheurs de la destinée que toute la prudence hu- » maine ne peut pas éviter. » 2° La 40° obs. de Delamotte, qui, dans une circonstance semblable, dit : « que la mort de la femme qui vient de périr ainsi, baignée dans son sang, est une preuve que toute la science et la dextérité humaines ne peuvent souvent prévenir un semblable malheur, puisque la princesse de ..., la duchesse de ..., et la présidente de ..., qui étaient mortes aussi de perte de sang, avaient été assistées par les plus fameux accoucheurs. » 3° Et dans l'ouvrage de Levret sur l'accouchement laborieux, l'article qu'il a intitulé, comme pour faire passer dans l'ame de ses lecteurs l'effroi qu'il a ressenti à la vue de ces pertes de sang. « Dissertation sur la » cause la plus ordinaire de la mort subite et inopinée de quelques fem- » mes, très-peu de temps après la terminaison de l'accouchement, sur » les signes qui peuvent faire pressentir qu'elles sont menacées de ce » malheur, et sur les moyens convenables pour le prévenir. »

Cinq exemples de pertes de sang que je n'ai pu arrêter qu'en prolongeant long-temps la compression de l'aorte et qu'en donnant des fortifians.

J'ai exercé la compression long-temps prolongée de l'aorte : 1° En 1830 en présence de M. le docteur Payen, dans une perte de sang qui se renouvelait de temps à autre depuis six heures ; 2° en présence de M. le docteur Martin et de Mme Lefèvre, sage-femme, je comprimai l'aorte pendant une heure environ, pour arrêter une perte, suite d'un accouchement où le placenta était inséré sur le col utérin ; 3° dans un autre cas semblable, je comprimai ce vaisseau avec un tourniquet, pendant plus de quatre heures, devant une vingtaine d'élèves à l'hôpital Saint-Louis; 4° en 1831, je comprimai l'aorte, pendant une heure environ, pour suspendre une perte utérine interne ; les femmes ont guéri ; 5° enfin, le 5 septembre 1833, j'ai encore exercé la compression de l'aorte pendant une heure. Voici le fait :

La femme avait le placenta inséré sur le côté droit du col utérin. Le travail de l'accouchement avait commencé quelques heures auparavant. Dès le commencement du travail, la femme avait été prise d'une perte de sang très-abondante, pour laquelle on avait cru devoir lui pratiquer une saignée qui avait produit la plus grande faiblesse, et anéanti les contractions utérines : il fallait se hâter de terminer l'accouchement. Le col utérin était, au moment où je fus appelé, complètement ouvert. La main gauche fut employée à cette opération. Elle décolla le placenta qui s'insérait plus sur le côté droit du col utérin que sur son centre, et les membranes jusqu'au fond de l'utérus ; mais le fœtus se présentait en quatrième position de l'épaule droite, de sorte que je fus obligé de retirer de l'utérus la main gauche pour y porter la droite, avec laquelle je pris les pieds et terminai l'accouchement, suivant les règles ordinaires.

Après la délivrance, l'utérus, mou et complètement inerte, continuait de vomir du sang ; aussitôt je comprimai l'aorte, et comme la femme était très-affaiblie, je songeai à lui refaire promptement du sang ; en conséquence je lui fis donner d'abord un verre de vin d'Espagne en lavement, puis je lui fis boire une solution vineuse et sucrée de seigle ergoté, et de temps à autre, du bouillon chaud, en petite quantité. Je maintins l'aorte ainsi comprimée tantôt avec le bout des quatre derniers doigts de la main droite, tantôt avec le bout des doigts de la main gauche, et pendant une heure au moins, parce que l'utérus ne se contractait pas assez, pour que je cessasse la compression. Ce temps écoulé, mes doigts étaient tellement engourdis, et ma position d'ailleurs si fatigante, que j'étais sur le point de me trouver mal ; alors je mis, autour du ventre de l'accouchée, la ceinture que je serrai fortement. Je donnai à la femme la position indiquée ; vingt-quatre heures après je desserrai le ventre ; cette femme se porta bien pendant ses couches, mais elle conserva long-temps de la faiblesse.

Ce fait a eu pour témoins deux sages-femmes, Mmes Garin et Petitjean.

Trois exemples de pertes de sang, dans lesquels j'ai prolongé la compression de l'aorte, et donné les fortifians, mais sans succès, les femmes étant, déjà, exsangues avant mon arrivée.

Dans ces cas d'hémorragies, suites encore d'accouchemens, où le placenta était inséré sur le col utérin, je prolongeai la compression de l'aorte, et je donnai les fortifians, mais sans succès, les femmes étant trop affaiblies par la quantité de sang qu'elles avaient perdue avant mon arrivée auprès d'elles. Ces femmes sont mortes entre mes mains.

(17)

Observations et jugement des praticiens qui ont expérimenté la compression de l'aorte (exercée à travers la paroi antérieure du ventre).

Observations et jugement des praticiens, qui m'ont communiqué le résultat de leurs tentatives.

1°. M. Collin, médecin à Thorigny, m'a communiqué, le 3 juillet 1852, une observation, relative à une femme en couches, qui était épuisée par la perte de son sang, quand il fut appelé auprès d'elle. Après avoir mis en usage tous les moyens ordinaires, M. Collin comprima l'aorte pendant une heure environ, et donna du seigle ergoté : la perte fut arrêtée, la femme se rétablit ; seulement la convalescence fut longue, à cause de la faiblesse.

2°. M. Maupas (alors prosecteur de mon cours d'accouchement), assistant une femme qui venait d'accoucher à ma salle, dans le mois de février 1833, fut témoin d'une hémorragie foudroyante, que n'arrêtèrent point les moyens ordinaires. M. Maupas comprima l'aorte pendant vingt minutes environ, et donna du seigle ergoté ; la perte fut arrêtée. Ce fait s'est passé sous les yeux d'une vingtaine d'élèves.

3°. En 1833, M. Evrat (neveu) a comprimé aussi l'aorte pendant une demi-heure, pour arrêter une perte de sang qui n'avait pu l'être par le traitement ordinaire.

4°. Madame Petitjean, sage-femme, m'a communiqué l'observation d'une femme qui fut prise, le quatrième jour de ses couches (12 juin 1833), d'une perte de sang qui l'avait beaucoup affaiblie. La compression de l'aorte fut prolongée pendant une heure environ ; le seigle ergoté et les fortifians furent administrés avec succès.

M. Bonnafont, chirurgien aide-major à Alger, m'a écrit ce qui suit : (Lettre datée de Marseille, 16 juillet 1834.)

« Depuis que je suis à Alger, les connaissances que j'ai acquises dans
» vos leçons m'ont permis de me livrer à la pratique de l'art des ac-
» couchemens : dans ce pays, on n'en rencontre pas de laborieux.
» Mais les hémorragies utérines y sont très-fréquentes : il y a un mois
» je fus appelé pour aller voir une femme qui était près de succomber
» à la suite d'une hémorragie foudroyante. La compression de l'aorte
» faite sur-le-champ, *et d'après vos principes*, pendant dix minutes,
» l'arrêta presque instantanément. »

Ces praticiens pensent que les femmes n'ont dû la vie qu'au traitement qu'ils ont mis en usage.

Noms des praticiens qui ont employé avec succès ce traitement, et qui ont publié le résultat de leurs essais.

1°. Blount (médecin anglais) en rapporte deux succès (Ingleby on uterin hœmorrhag., p. 249.)

2°. M. Latour (Revue Médicale, 1830, t. 3, p. 22), un.

3°. M. Lovenhart *(Ibid.)*, un.

4°. M. Martins *(Ibid.)*, un.

5°. M. Pinel-Grandchamp en a cité un autre. Voici le jugement que ce médecin porte sur la compression de l'aorte (Censeur Médical, pag. 320). « La compression de l'aorte abdominale, dit-il, ce moyen si
» simple et si puissant, rend celui qui l'emploie maître de l'existence
» de la malheureuse accouchée, et je ne crains pas de l'avancer, c'est
» l'une des plus belles conquêtes de la chirurgie moderne. »

Noms des praticiens qui ont employé avec succès la compression de l'aorte, et qui n'ont pas publié le résultat de leurs essais.

MM. Moynier, Halma-Grand et Doumic, ont expérimenté la compression de l'aorte, avec succès ; le premier praticien deux fois, et les deux autres chacun une fois.

Noms des praticiens qui, depuis que j'ai fait connaître la compression de l'aorte, l'ont appliquée à des cas de chirurgie.

1°. En 1830, M. Roux, membre de l'Institut, a mis en usage la compression de l'aorte sur un blessé qui était épuisé par la perte de son sang : ce blessé revint aussitôt de sa syncope, mais périt bientôt.

2°. En 1831, M. Layraud a comprimé l'aorte, *et pendant une heure et demie environ,* sur un charcutier qui s'était ouvert, avec un couteau, l'une des artères iliaques externes, et qui était baigné dans son sang, quand ce chirurgien accourut pour le secourir. M. Layraud a, incontestablement, l'honneur d'avoir, en employant aussitôt la compression de l'aorte, conservé la vie à cet homme, jusqu'à l'arrivée de M. Velpeau qui lia les deux bouts de l'artère ; le blessé guérit.

Ce fait authentique m'a fait présenter la réflexion suivante, dans la réclamation que j'ai adressée, le 22 décembre 1834, à l'Académie des Sciences, au sujet des prix fondés par M. de Montyon, *en faveur de ceux qui auront perfectionné l'art de guérir.*

« Quel aurait été le sort de cet homme, s'il se fût blessé avant le 8
» septembre 1828, époque à laquelle je consignai, le premier, à l'Aca-
» démie des Sciences, l'idée de comprimer l'aorte ! quel procédé le
» chirurgien même le plus habile, aurait-il alors mis en usage, pour
» arrêter l'effusion du sang ! »

Ainsi, mon procédé (la compression de l'aorte exercée à travers les parois du ventre) a été, maintenant, employée par treize praticiens, et quinze fois pour suspendre des pertes de sang, suites d'accouchemens.

Deux autres praticiens l'ont appliquée au traitement de blessures.

Je ne connais encore aucun cas, un seul cas, dans lequel ce procédé, bien exécuté, aurait manqué son effet.

Ce jugement que l'expérience a porté sur la compression de l'aorte confirme l'opinion de M. Velpeau qui, dans son Traité de l'Art des Accouchemens (2ᵉ édit., Notice historique, p. 82), dit à mon sujet : « Sa manière de comprimer l'aorte, à travers les parois du ven-
» tre, dans les pertes de sang, restera dans la science. »

(19)

Exemples nombreux d'hémorragies qui peuvent être suspendues, avec avantage, par la compression de l'aorte (exercée à travers les parois du ventre).

La compression de l'aorte convient dans une foule de cas qui se présentent chez la femme comme chez l'homme ; en un mot, ce procédé est applicable à la plupart des opérations qui se pratiquent sur la moitié inférieure du corps ; ainsi, la compression de l'aorte, et faite momentanément avec les doigts, convient :

1°. Dans toutes les pertes utérines ; mais jamais autrement que comme premier moyen qu'il faut faire suivre, si la perte est foudroyante, de l'administration du seigle ergoté, à la dose indiquée ci-dessus, que l'on répète, quelques minutes après, si l'utérus ne se contracte pas.

2°. Elle convient dans l'hémorragie utérine qui précède et qui accompagne l'expulsion de la môle, et qui est assez grave, pour mettre en danger les jours de la femme. (Voyez le Mémoire de madame Boivin, sur la grossesse hydatique, où l'on voit, pages 75 et 76, que l'hémorragie a compromis l'existence de huit femmes, et en a fait périr sept.)

3°. Elle convient dans le renversement de l'utérus, accident qui est toujours accompagné d'une perte qui, le plus souvent, est foudroyante. On comprime donc ce vaisseau à l'aide de l'une ou de l'autre main ; puis on réduit l'utérus renversé.

4°. Elle convient pour suspendre la perte de sang qui suit la rupture de la cavité de l'utérus qui contenait le produit de la conception, quand l'utérus est biloculaire, ou quand il y a grossesse interstitielle.

5°. Elle convient pour suspendre l'hémorragie qui suit toujours le décollement du placenta que l'on pratique quelquefois dans l'opération qu'exige la grossesse extrà-utérine, décollement que j'ai fait moi-même, après avoir extrait de la trompe, le fœtus, dans une opération de ce genre. La femme ne serait pas morte d'hémorragie, si j'avais comprimé l'aorte aussitôt après l'extraction du délivre.

La compression *long-temps prolongée* de l'aorte convient : 1° toutes les fois que la femme en couches est épuisée par la perte d'une grande quantité de sang ; mais je le répète, elle ne peut être qu'un moyen préparatoire, qu'on la fasse, soit avec les doigts, soit avec un tourniquet, ou à l'aide d'une ceinture.

2°. Elle convient dans l'hémorragie qui suit la rupture de l'une des parois du vagin.

3°. Dans celle qui succède à la rupture d'une tumeur sanguine de la vulve et du vagin ; ici son application est fréquente, puisque, dit M. Deneux, dans son Mémoire sur les tumeurs sanguines de la vulve et du vagin, pag. 123, « sur soixante cas de tumeurs sanguines,
» vingt-deux fois la mort de la femme a eu lieu, soit pendant la gros-
» sesse, soit pendant ou après le travail de l'accouchement ; je dois
» dire que, dans quelques observations, l'issue de la maladie n'étant
» pas indiquée, je l'ai regardée comme heureuse, de manière que le

» chiffre de la mortalité pourrait bien n'être pas encore assez élevé ;
» c'est l'hémorragie externe qui a fait succomber les femmes dans la
» plupart des cas ; et lorsque l'enfant n'était pas né, il a toujours péri
» avec sa mère. »

4°. La compression de l'aorte convient dans l'hémorragie intrà-pé-ritonéale qui suit la rupture d'une varice de l'ovaire, et qui peut être assez abondante pour produire la mort.

5o. Elle convient dans la rupture du périnée qui est accompagnée d'une hémorragie produite par la déchirure d'une artère que l'on ne pourrait pas saisir de suite, et qui donnerait assez de sang pour compromettre l'existence de l'accouchée, comme je l'ai remarqué chez une femme qui était accouchée la veille, à la maison d'accouchement, et qui avait eu l'artère transversale du périnée comprise dans la déchirure.

La compression de l'aorte convient aussi quand la femme n'est point enceinte ; dans toutes les opérations que l'on pratique dans le vagin ou l'utérus. Ainsi, elle convient dans l'extirpation du col utérin, dans la ligature ou excision d'un polype très-volumineux, de la cavité de l'utérus, et qui produit une perte de sang.

La compression de l'aorte peut être appliquée, avec avantage, à la chirurgie.

1°. La compression de l'aorte convient, chez l'homme et chez la femme, dans une blessure du ventre qui a été faite au-dessous de l'endroit où ce vaisseau est compressible.

2°. Elle conviendrait encore pour arrêter une hémorragie qui serait la suite de la blessure d'une veine de la paroi antérieure du ventre, qui aurait été faite dans l'opération de la paracentèse.

3°. Enfin, dans les pertes de sang qui ont épuisé les femmes à la suite de l'accouchement, ou les hommes, à la suite de graves blessures, la compression de l'aorte devrait être employée, d'abord, si l'on voulait recourir à la transfusion du sang, opération qui ne réussira jamais si l'on n'emploie pas la compression de l'aorte avant de la pratiquer.

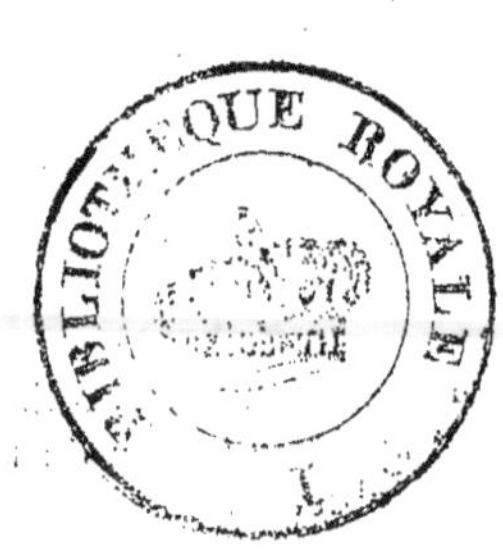